만병통치
사혈 부항법

만병통치 사혈 부항법

발행일	2023년 10월 19일

지은이	다길람		
펴낸이	손형국		
펴낸곳	(주)북랩		
편집인	선일영	편집	윤용민, 배진용, 김다빈, 김부경
디자인	이현수, 김민하, 임진형, 안유경	제작	박기성, 구성우, 이창영, 배상진
마케팅	김회란, 박진관		
출판등록	2004. 12. 1(제2012-000051호)		
주소	서울특별시 금천구 가산디지털 1로 168, 우림라이온스밸리 B동 B113~114호, C동 B101호		
홈페이지	www.book.co.kr		
전화번호	(02)2026-5777	팩스	(02)3159-9637

ISBN	979-11-93499-08-5　03510 (종이책)	979-11-93499-09-2　05510 (전자책)	

(주)북랩 성공출판의 파트너

북랩 홈페이지와 패밀리 사이트에서 다양한 출판 솔루션을 만나 보세요!

홈페이지 book.co.kr　•　**블로그** blog.naver.com/essaybook　•　**출판문의** book@book.co.kr

작가 연락처 문의 ▸ ask.book.co.kr

작가 연락처는 개인정보이므로 북랩에서 알려드릴 수 없습니다.

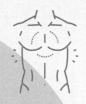

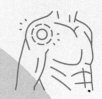

만병통치
사혈 부항법

통증, 염증, 가려움증에 특효

다길람

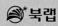
북랩

모든 병은 염증으로부터 시작됩니다. 비염, 폐렴, 위염, 간염, 기관지염, 장염, 관절염, 족저근막염, 췌장염 등등. '염' 자가 안 들어가는 병이 없을 정도로 염증은 만병의 시작입니다. 염증에 걸리면 아프고 쑤시고 저리다가 수술도 하고, 때론 암으로 진행되어 생을 마감하기도 합니다. 그러므로 염증만 해결된다면 우리는 수명이 다할 때까지 아프지 않고 앓지 않을 수가 있는 것입니다. 대개 염증을 치료하기 위해 항생제 소염제를 먹고 주사도 맞고 수술도 하지만, 치료가 어려울 뿐 아니라 약의 오남용이나 수술 후의 부작용으로 또 다른 질병을 얻게 되는 경우도 헤아릴 수 없이 많습니다.

하지만 이제 모든 염증으로부터 자유로 울 수 있는 만병통치법이 있으니, 바로 '사혈 부항법'이 그것입니다. 사혈 부항법은 아주 쉽습니다. 말 그대로 사혈침으로 피부에 사혈을 하고 사혈한 그 자리에 부항을 붙이면 됩니다. 너무 쉽고 비용이 거의 들지 않고 스스로 할 수 있고 또 시간도 아주 적게 듭니다. 참으로 놀라운 치료법이 아닐 수 없는 것입니다. 지금부터 이 놀랍고 신기한 치료법의 세계로 들어가 봅시다.

차 례

4장 │ 사혈 부항법 실제 사례

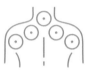

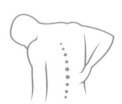

1장

준비물

사혈 부항법으로 염증을 치료하기 위해서는 다음의 몇 가지 준비물이 필요합니다

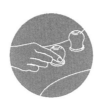

사혈침

사혈침은 볼펜처럼 생겼고 또 사용법도 볼펜처럼 사용하는 것입니다. 약국에서 팝니다. 가격은 몇천 원 정도입니다. 사혈이 끝나면 사혈침을 갈아 끼울 수 있는데, 본인 외에 다른 사람에게 사혈할 때 교체하면 될 것입니다. 아래 사진에 하늘색으로 보이는 것은 갈아 끼울 수 있는 사혈침입니다. 대개 사혈침을 살 때 같이 동봉되어 있습니다.

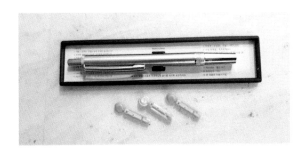

02 부항기

부항기는 2~5만 원대로, 의료기점이나 인터넷에서 구입하면 됩니다. 부항기를 본인 외에 다른 사람에게 붙일 때는 뜨거운 물에 삶거나 알코올로 닦아 주면 될 것입니다.

부항기는 플라스틱으로 된 것으로만 하고 그 외에 사기나 유리로 만든 것은 쓰지 않기로 합니다. 모양으로는 타원형, 원형, 굴곡형 등이 있고, 크기로는 손가락 굵기만 한 것부터 찻잔만 한 것까지 다양합니다. 또 특이하게 생긴 특수 부항도 있습니다. 부항기를 살 때는 조금 비싸더라도 지름이 큰 대형 부항기가 같이 들어 있는 것을 사시기 바랍니다. 부항기가 클수록 어혈이 빨리 나오고, 또 단시간에 빼낼 수 있기 때문입니다. 대형 부항기는 안에 지압용 봉이 붙어 있을 수 있으니 플라이어 따위의 공구를 사용해 완전히 떼어 내서 사용하기 바랍니다.

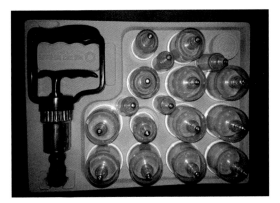

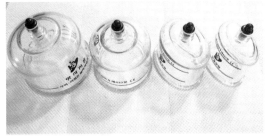

대형 부항기와 타원형 부항기 사진

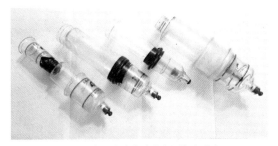

필자가 만든 손가락 발가락 부항기 사진

　부항을 붙이고 뗄 때, 어혈을 닦아 낼 때 제일 좋은 것은 두루마리 휴지입니다. 어혈과 피를 닦아 낼 때 흡수가 제일 좋기 때문입니다.

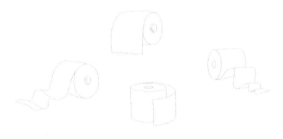

2장

사혈 부항법

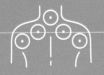

...   .

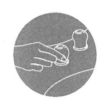

사혈 자리

가만히 있어도 아픈 곳 또는 눌러서 아픈 곳, 느낌이 이상한 곳, 누르면 답답한 곳, 저린 곳, 쓰린 곳, 아린 곳, 빨갛게 부어 있는 곳. 가려운 곳, 진물이 나는 곳 이런 데에 서너 군데, 넓은 부위에는 열 군데 정도 사혈을 하고 부항을 붙입니다.

내장 계통에 염증이 있을 때는 내장의 급소에 사혈을 합니다.

장기의 급소 위치는 다음과 같습니다.

위: 명치와 배꼽의 중간

대장: 배꼽을 중심으로 좌우로 오 센티 지점 두 군데

간: 오른쪽 젖꼭지 아래 갈비뼈 바로 밑

기관지: 기침이 나는 곳 또는 눌러서 아픈 곳

폐: 쇄골 아래 눌러서 푹 들어가는 곳

심장: 젖꼭지와 젖꼭지 사이 중간 지점과 왼쪽 젖꼭지 옆구리 쪽으로 7~8센티 근처. 정확하지 않아도 됩니다

방광: 배꼽과 치골 사이 중간 지점

신장: 등 쪽 양쪽 엉치뼈 바로 위 두 군데

췌장: 왼쪽 등 뒤 마지막 갈비뼈 지점

맹장: 배꼽 오른쪽 옆 10~15센티미터 지점

전립선: 항문과 고환 사이 중간

그 외 손가락, 발가락 또는 머리, 발바닥, 손바닥 어디든 사혈을 하고 부항을 붙이면 됩니다. 부항은 침처럼 정확하지 않아도 됩니다. 염증 근처에만 사혈을 해도 어혈들이 빠져나오기 때문입니다. 또 여러 군데 사혈을 하니, 내가 사혈하는 곳이 정확할까 하는 걱정도 안 해도 될 것입니다.

머리에 부항을 붙일 땐 머리털을 완전히 밀어 백구로 만든 다음 사혈을 하고 붙이면 됩니다. 손가락, 발가락에 부항을 붙일 때는 앞에서 필자가 만든 기다란 부항기를 붙이면 됩니다. 시중에는 손가락, 발가락 부항기가 없으므로 독자분들이 이 책의 내용을 참고해서 만들면 됩니다.

이상 위에서 설명한 곳에 서너 군데 사혈을 한 후 부항을 붙이면 됩니다. 부항을 붙이고 부항기 안에 어혈이 더 이상 늘어나지 않을 때 떼면 됩니다. 대개 3분에서 10여 분 전후가 될 것입니다. 그러나 30분에서 1시간을 붙여도 괜찮습니다. 오래 붙이면 물집이 생길 수가 있는데, 물집이 생겨도 크게 걱정하지 않으셔도 됩니다. 물집이 생기고 금방 터뜨리면 약간 쓰라리니 물집이 생기고 약 1시간 후에 나무 이쑤시개로 물집을 터뜨려 주십시오. 며칠간 노란 진물이 흐르다가 나중에 딱지가 앉고 아물게 됩니다. 조금의 부항 자국이 남지만, 시간이 지나면 거의 사라지게 됩니다.

어혈이 많을 때는 사혈을 하고 부항을 붙이는 즉시 물집이 생길 수 있습니다. 부항 시술 중에 물집이 생길 때 처리법은 제 책『몸보기』에 자세히 나와 있으므로 참고하시기 바랍니다.

사혈을 하지 않고 부항을 붙이는 것을 '발포 부항법'이라 하는데, 역시 제 책『몸보기』를 참고하시기 바랍니다.

대개의 병은 유전자 영향을 많이 받습니다. 집안 내력에 따라 약한 장기를 타고난 사람은 수시로 위에서 소개한 내장의 급소 자리에, 술을 자주 드시는 사람은 간 쪽에, 흡연자는 폐쪽에 수시로 사혈 부항을 하면 좋을 것입니다.

02 부항 붙이는 강도

부항은 가능한 큰 것으로 강하게 붙이는 것이 좋습니다.

하지만 환자의 상황을 봐서, 또 사혈한 피부의 면적에 따라 적당히 붙이면 될 것입니다. 앞에서 언급했듯이 부항기를 살 때는 대형 부항기가 함께 들어 있는 것을 사시기 바랍니다.

부항 붙이는 시간

부항을 붙이는 시간은 3분에서 10분 내외가 적당하지만 대체로 부항기 안에 어혈이 더 증가되지 않을 때가 부항기를 떼는 적당한 시간대이며, 그 시간은 짧게는 3분 대개 5분에서 10분 사이, 길게는 30분 정도가 될 것입니다.

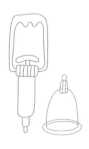

부항 붙이는 횟수

심하지 않을 때는 1회만으로 어혈이 빠져 완치가 되지만, 심할 때 또 뿌리 깊거나 광범위할 때는 하루에 한 번씩 연속으로 사흘 또는 나흘 정도고, 많이 심할 때는 매일 연속으로 10회 이상 붙입니다. 필자는 팔과 어깨에 통증이 있어서 팔과 어깨에 3개월간 매일 하루 두 번씩 부항을 붙인 경험도 가지고 있습니다. 그래도 부작용은 전혀 없고 완치가 되었을 뿐이니 참고하시기 바랍니다. 사혈 부항을 붙이는 가장 정확한 횟수는 더 이상 어혈이 나오지 않을 때입니다.

부항 붙일 때 참고 사항

피부가 거칠어 부항이 안 붙을 때 또는 주름이 있는 곳에 붙일 때는 부항이 잘 붙지 않으므로 약간 점도가 있는 화장품을 부항기를 붙이고자 하는 피부 주변에 발라 주면 잘 붙습니다.

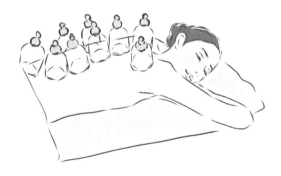

06 어혈과 함께 나오는 피

어혈과 함께 나오는 피는 거의 죽은 피입니다. 그러므로 걱정할 필요가 없습니다. 또 피가 많이 나올까 봐 걱정하시는 분들이 있는데, 우리가 헌혈할 때 1회 양이 320~400cc이고, 부항에 가득 어혈이 고여도 그 양 고작 20cc 내외입니다. 더군다나 가득 고이지도 않고 죽은 피가 대부분이니 염려하실 필요가 없습니다.

3장

어혈 제거 방법

. . .　　　　. . .　　　　. . .

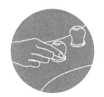

01 부항

　아프거나 이상이 있는 곳에 부항을 붙이면 끈적끈적한 핏덩어리가 나오게 되는데, 이것을 '어혈'이라고 합니다. 젤이나 묵처럼 엉겨 붙어서 손으로 집어도 떨어지지 않고 우리 몸의 혈행을 방해하다가 마침내 염증으로 진행되는 죽은 피입니다. 부항을 붙이는 목표는 바로 이 어혈을 빼내기 위함입니다. 물론 염증, 즉 고름도 빠집니다. 그러니까 사혈 부항은 수술하지 않고 어혈과 고름만을 빼내는 혁신적인 치료법인 것입니다.

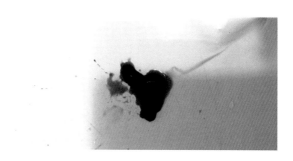

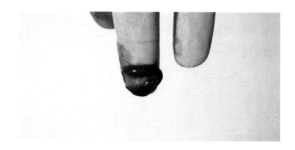

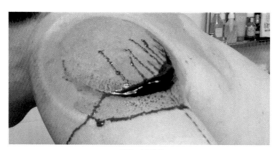

어혈 사진들

우리 몸에 침을 놓으면 우리 뇌는 그곳을 비상 지역으로 선정해서 급격히 많은 피를 그곳으로 보내 일시적으로 어혈이 묽어질 수 있습니다. 하지만 묽어졌기만 했을 뿐 사라진 것이 아니므로 언젠가 다시 그곳에 어혈들이 다시 모일 수 있습니다. 사혈 부항만이 정답입니다.

지압과 마사지

어혈이 뭉쳐 있는 곳에 강한 압박과 자극을 주면 일시적으로 어혈이 풀릴 수 있습니다. 하지만 역시 위에서 언급한 침치료처럼 어혈이 사라진 것이 아니고 잠시 흩어진 것에 불과하므로 다시 그곳으로 어혈들이 뭉칠 수 있습니다. 사람은 태어날 때 약한 부위와 강한 부위를 타고나기에 항상 아픈 데만 아픕니다. 어혈 역시 약한 부위에 지속적으로 모여들고 생겨납니다. 이럴 때마다 사혈 부항으로 어혈을 제거하는 것이 건강을 유지하는 가장 중요한 섭생법일 것입니다.

04 숯가마

숯가마에서 나오는 뜨거운 적외선 열은 어혈을 녹이는 데 많은 도움이 됩니다. 사혈 부항을 해 봐도 어혈이 나오지 않고 아프다면 숯가마가 치료에 참 좋습니다. 또 사혈 부항은 부분적인 곳을 치유할 수 있지만, 몸이 전체적으로 아플 때는 숯가마가 좋습니다. 모든 암과 염증들은 열에 약합니다. 아궁이에서 장작을 때던 옛날에는 여성들의 자궁 질병이 거의 없었다는 것이 그 증거입니다.

숯가마를 대체할 수 있는 것이 원적외선 불빛입니다. 이것에 대해서는 추가로 뒤에 설명할 것입니다.

05 운동

운동을 하게 되면 피의 흐름이 활발해져 어혈을 푸는 데 도움이 됩니다. 하지만 운동은 어혈 예방 차원의 방법이고, 이미 생긴 어혈은 운동으로 제거하기 매우 어렵습니다. 부항으로 제거하는 것이 가장 효율적이라 할 것입니다.

금연 금주

술과 담배는 어혈 생성의 가장 큰 원인입니다. 그러므로 어혈이 많이 생기는 사람은 술과 담배를 자제해야 할 것입니다. 담배는 남에게까지 피해를 주므로 완전히 끊고 술은 절대로 취할 때까지 마시지 않아야 하고 연속으로 마시지 말아야 할 것입니다.

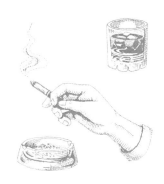

편안한 마음

　심리적인 것도 어혈 생성의 큰 원인입니다. 어떻게 하든 마음이 편하게 생활해야 합니다. 그러려면 자연의 이치에 따르는 것이 가장 좋습니다. 자연 하면 광범위하지만 가장 가까운 자연은 우리 몸, 즉 자기 몸입니다. 우리는 자기 몸의 충실한 신하가 되어야 할 것입니다. 몸을 이기려고 하지 말아야 합니다. 목마르면 물 마시고, 배고프면 식사하고, 외로우면 사랑하고, 졸리면 자고….

　우리 몸 안에 세상을 사는 모든 지혜와 방법이 있습니다. 자세한 것은 제 건강 철학서 『몸보기』를 참고해 주시기 바랍니다.

해독 찌개

해독 찌개는 염증 예방에 매우 좋고 염증 치료에도 매우 좋은 음식입니다. 만드는 방법은 커다란 들통에 각종 채소와 양념을 넣고 끓여 국처럼, 찌개처럼 먹는 것입니다. 마늘, 파, 양파, 당근, 가지, 콩나물, 시래기 등과 미역, 다시마, 호박 그리고 파인애플, 토마토, 사과 등의 과일과 제철에 나오는 냉이, 달래, 두릅순, 오가피순, 취나물, 방풍나물, 미나리, 참나물, 비름, 도라지, 더덕, 인삼 등의 채소와 각종 버섯들을 넣는 것입니다. 된장, 청국장, 김치를 넣어도 좋으며, 멸치와 새우를 넣어도 좋습니다. 단 고기나 기름은 넣지 않는 게 좋습니다. 그리고 재료는 많이 넣을수록 좋습니다. 이렇게 서너 시간 끓인 해독 찌개를 냉장고에 넣고, 끼니마다 조금씩 덜어서 식초를 조금 넣어 먹습니다. 필자는 거의 매 끼니를 이렇게 채식 위주의 식사를 합니다.

30년 이상을 채식 위주의 식사를 해도 근육이 약해지지 않고, 성인병도 없습니다. 채소에도 고기와 생선에 있는 모든 영양소가 있습니다. 소, 기린, 코끼리, 코뿔소, 사슴 등등의 채식 동물들이 오히려 육식동물들보다 더 덩치가 큰 것이 그 중 거입니다. 오히려 많은 병이 육식 위주의 식사에서 오는 것입니다.

09 소금

위에 해독 찌개를 끓일 때 또는 각종 반찬을 만들 때, 가능한 좋은 소금을 써야 합니다. 좋은 소금은 높은 온도에서 소금에 녹아 있는 각종 유해 물질을 제거한 소금입니다. 플라스틱, 수은, 납 등 소금에는 아주 여러 가지 유해 물질이 있습니다. 일반 소금을 사다가 높은 온도로 가열하면 하얗던 소금이 까맣게 변하게 됩니다. 유해 물질이 타기 때문이며, 이때 엄청나게 독한 가스가 나옵니다. 가능한 천 도(1,000℃) 이상까지 가열한 소금이 좋습니다. 빛소금, 죽염 등을 쓰면 될 것입니다.

⑩ 식초

어혈이 잘 생기는 사람은 식초를 가까이해야 합니다. 식초는 여러 가지 성인병을 예방하고 치료하지만, 특히 어혈 제거에 탁월한 효과가 있습니다. 식초는 가능한 천연 발효 식초를 드시기 바랍니다.

식초 음료를 드실 때는 빨대를 목구멍까지 넣어서 빨아 마셔야 합니다. 그리고 빨리 맹물로 입안을 헹궈야 합니다. 이의 상아질이 녹아 시릴 수가 있기 때문입니다.

⑪ 접지

접지는 '어씽'이라고도 하며, 몸에 있는 불필요한 전기를 땅으로 흘려보내는 것입니다. 뒤에 자세한 설명을 할 것입니다.

4장

사혈 부항법 실제 사례

이제 본론으로 들어가서 사혈 부항법의 실제 사례를 통해 사혈 부항이 얼마나 대단한 위력을 보이는지 자세히 살펴보도록 하겠습니다. 필자는 약 30여 년 동안 수많은 사람을 부항으로 치료하고 지도하였으나, 단 하나의 부작용도 없었습니다. 많은 사례를 다 싣지 않고 대표적인 것만 뽑아서 소개합니다. 이 몇 가지 사례만으로도 충분히 사혈 부항의 위대성을 알게 될 것입니다.

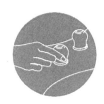

손가락 치료

이 시술은 필자의 경우입니다. 약 8년 전, 낫질하다가 왼손 중지 첫째 마디를 베었습니다. 밤이어서 인근에 대학종합병원을 갔는데, 즉시 꿰매지 않고 다음 날 아침에 전신 마취로 수술을 받았습니다. 그리고 5일을 입원을 했습니다. 손가락 마디 하나 베인 것을 가지고 5일 동안 입원 수술을 한 것도 이상한데 퇴원 후에 일주일이 지나도 붓기가 가라앉지 않았습니다. 병원에서는 일주일간 약을 더 먹어 보고 호전되지 않으면 재수술을 해야 할 것 같다고 했는데, 제 판단으로 볼 때 도저히 호전될 것 같지 않고 또 재수술을 하면 거의 손가락 하나를 잃을 것 같았습니다. 저는 기타 치는 것이 큰 취미이기에 일단 부항으로 치료 후 수술을 결정하는 것이 옳다고 여겼습니다.

손가락에 맞는 부항이 없어서 필자가 순간접착제와 손가락에 맞는 플라스틱 병을 구해 직접 제작했습니다. 부항을 뜨니 손톱 밑으로 노란 고름이 나왔습니다. 그리고 또 부항을 뜨니 손톱 밑으로 넣었던 봉합 실이 나왔습니다. 그리고 또 부항을 뜨니 두 개의 실이 더 나왔습니다. 부항 치료 후에 병원은 간 적이 없었고 그 후로 정상이 되었습니다. 참으로 부항이 아니 었다면 손가락 하나를 잃었을 수도 있는 상황이었습니다. 손 가락을 잃지 않았다 하더라도 그 번거로움과 병원비 등등을 따져 보았을 때, 부항은 참으로 위대하다 할 수 있습니다. 제 가 부항을 알게 된 것이 참으로 큰 복이라는 걸 알게 해 준 사건이었습니다.

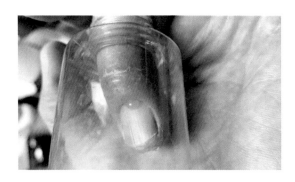

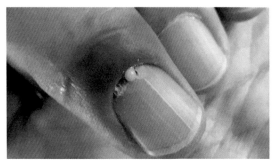

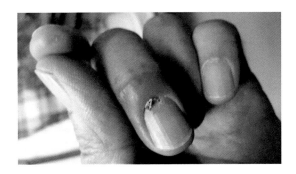

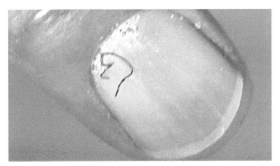

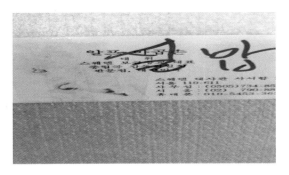

02 엄지발 치료

　이분은 오른발 첫째 엄지발가락에 염증이 있어 소염제와 항생제를 먹고 한 달 동안 병원을 내원하고 있었지만 호전되지 않아 부항으로 치료한 사례입니다. 역시 발가락에 맞는 부항이 없어 전기선을 감는 검은 절연 테이프와 순간접착제로 특수 제작 하고 엄지발가락에 공기 차단을 위해 전선 테이프로 감은 후, 몇 군데 사혈을 하고 약 십여 분 어혈을 뽑아냈습니다. 결과는 거머리 같은 어혈 덩어리가 나오고 단 한 번 만에 정상이 되어 완치된 사례입니다. 놀라운 일입니다. 당시 87세 노인이었는데도 단 한 번 만에 완치가 된 것입니다.

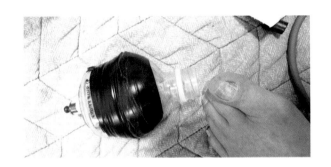

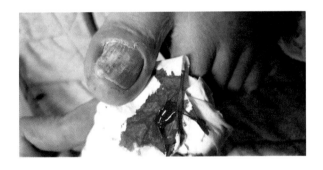

뒷목 통증 치료

오른쪽 뒷목 귀 옆에 심한 통증을 치료한 사례입니다. 약을 먹어도, 지압을 해도, 침을 맞아도 안 낫기에 부항 치료를 한 것인데 놀랍게도 한 번 만에 완치된 사례입니다. 서너 군데 사혈 후에 부항 붙이는 방법으로 십 분 정도 시술했습니다. 저리 큰 어혈 덩어리가 있었으니 침으로 지압으로 풀어질 리가 없었겠죠. 참으로 부항의 대단한 위력에 놀라지 않을 수가 없습니다.

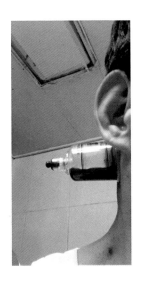 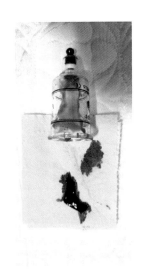

오른손 팔꿈치 치료

이분은 여성으로, 동남아 여행 가서 스쿠버 다이빙 중 배의 스크류에 팔이 감기는 타박상을 입고 일 년간 병원과 한의원을 오가며 치료를 받았지만 팔을 완전히 펴지 못하다가 완치된 사례입니다.

사진에서 보다시피 엄청난 어혈들이 팔꿈치에 뭉쳐 있습니다. 이분은 전화로 상담해서 본인 스스로 치료한 것이라 사진자료가 부족하지만, 이후 스스로 세 번을 더 해서 완전히 치료가 되어 너무 감사하다고 했습니다. 이렇게 사혈 부항은 너무 쉽습니다. 일 년여간 양방과 한방을 오가며 치료해도 안 낫던 것이 이렇게 단기간에 완치가 된 것입니다. 그것도 스스로 고쳤으니 얼마나 자신이 대견해 보이겠습니까. 사진에서 보듯이 저리 어혈이 많은데 침으로 될까요, 약으로 될까요, 물리 치료로 될까요. 답은 사혈 부항뿐입니다.

이 사진은 필자의 전화 지도로 환자 본인이 스스로 시술한 후 캡처 해서 보내온 사진입니다. 오른팔을 펴지 못하고 구부린 상태에서 시술한 사진입니다.

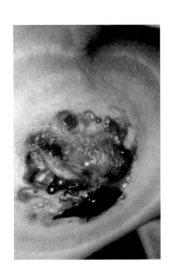

어깨 관절 치료

이분은 테니스를 치다가 오른쪽 어깨에 통증으로 수술을 했는데, 팔을 올릴 수가 없어 치료한 사례입니다. 수술하기 전에 부항 치료로 완치가 가능하다고 했으나 믿을 수 없다며 수술을 했는데, 그리 호전된 기미가 없자 그제서야 부항 치료를 하겠다고 했습니다. 이분은 바늘로 찌르는 게 싫다고 해서 사혈을 하진 않고 그냥 부항만 붙였는데, 저리 많은 어혈이 나왔습니다. 사혈을 안 하고 하면 노랗거나 빨갛거나 검은 어혈이 부항에 고이게 됩니다. 살갗을 뚫지 않으니 땀구멍으로 어혈 덩어리는 못 나오고 독수만 나오는데 그래도 효과는 사혈한 것과 똑같습니다. 이분은 단 한 번의 시술에 다음 날부터 팔이 올라가고 점점 좋아져서 정상이 되었습니다. 여러 개의 부항을 붙여 보면 나오는 곳만 나오고 어혈이 없는 곳에서는 아무것도 나오지 않으니 어혈이 있는 곳이 어딘지 모를 땐 이렇게 하면 될 것입니다.

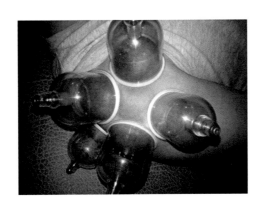

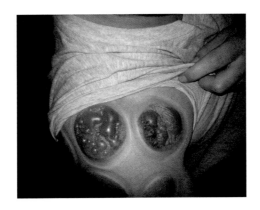

어깨 치료

이분은 어깨가 아프다고 해서 사혈 부항을 했습니다. 한 번 했는데 어혈 덩어리가 나오고 통증이 사라졌습니다. 이후 두 번을 스스로 더 해서 완전히 통증이 사라졌습니다. 앞에서 언급했듯이 어혈은 생기는 곳에서만 생깁니다. 그 부위가 약한 몸을 타고났기 때문입니다.

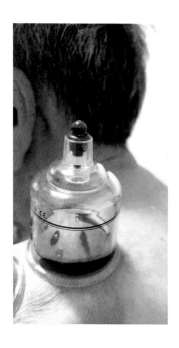
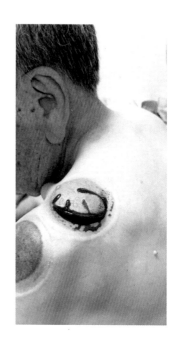

무릎 관절 치료

    무릎을 구부리면 통증이 있어 책상다리를 못 하고 늘 의자에 앉아야 하는 70대 여성 사례입니다. 많은 사람들이 이러한 증상을 가지고 있습니다. 흔히 '관절염', '류마티스'라고 하는데 무릎 연골 쪽에 어혈이 있기 때문입니다. 이리 큰 어혈이 있으니 약이나 침으로 쉽게 사라지겠습니까. 부항만이 정답입니다. 부항을 알게 되면 정말 복받은 사람입니다.

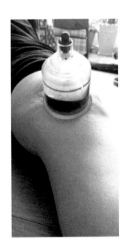
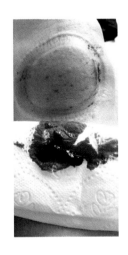

이 오십 대 여성분은 발등에 돌이 떨어져 절뚝거리다가 병원에 가도 차도가 없어 시술했습니다. 십여 분, 단 한 번의 시술로 완치되었습니다. 보름을 다니던 병원보다 부항이 월등 우수하다는 것을 볼 수 있습니다.

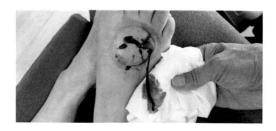

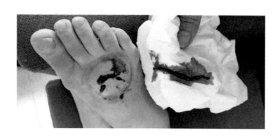

근저족막염 치료

70대였던 이 여성분은 단 한 번의 사혈 부항으로 근저족막염이 치료되었습니다.

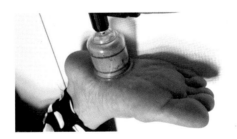

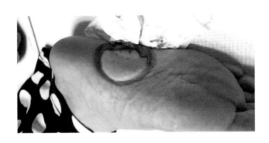

　이분은 70대 후반 남성으로, 오른 팔뚝이 끊어질 듯 아프다고 해서 시술했습니다. 단 한 번만으로 거의 완치됐는데, 앞으로 또 아프게 되면 필자가 한 것처럼 하라고 했습니다. 사람은 약한 부위를 타고납니다. 이분은 앞으로 또 아프게 된다면 또 오른쪽 팔뚝만 아플 것입니다. 유전적으로 타고난 것이기에 그런 것입니다.

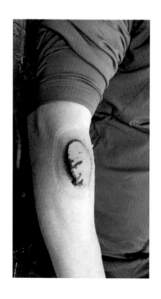 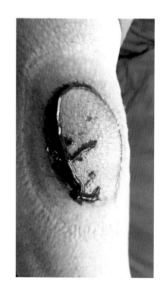

목덜미 통증 치료

60대 남성입니다. 늘 뒷목이 아프다고 해서 시술했더니 거머리 같은 어혈이 나왔습니다. 이런 죽은 핏덩이가 몸에 있으니 안 아프다면 이상하겠죠.

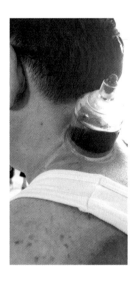

12 손목 통증 치료

70대 여성으로, 손목의 통증을 호소하기에 시술했습니다.

손목에 맞는 부항기가 있지만 흡입력이 약해서 압력을 높이기 위해 필자가 제작한 부항기로 시술을 했습니다.

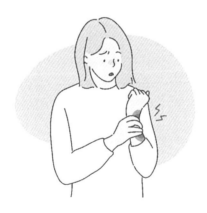

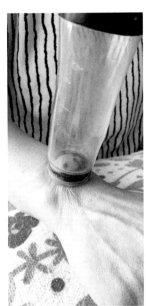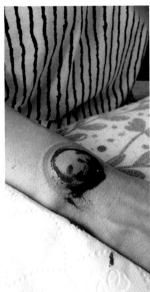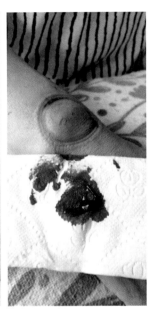

13 기관지 염증 치료

　80대 남성분입니다. 기관지 염증으로 말도 잘 못 하고 침도 잘 못 삼켰었습니다. 시술하는 날로부터 일주일 후에 대학 병원 입원 예정이었습니다. 세 번의 사혈 부항 시술을 하니 많이 호전된 것 같았지만 그 대학 병원에 예약이 되어 있어 내원해 검진을 하니, 의사가 '염증이 사라져서 입원을 하지 않아도 되겠다'고 해서 약도 먹지 않고 완치되었습니다. 이분뿐만 아니라 누구라도 기침이 심하거나 목이 아프거나 가래가 많이 나오면 부항 시술을 하면 좋아집니다. 단, 목은 부항 흡입력을 세게 하면 숨쉬기가 힘들 수 있으니 환자의 상태를 잘 관찰하면서 해야 합니다. 특히 연세가 많으신 분들을 할 때는 숨쉬기 힘들다고 하면 즉시 떼어 내야 합니다.

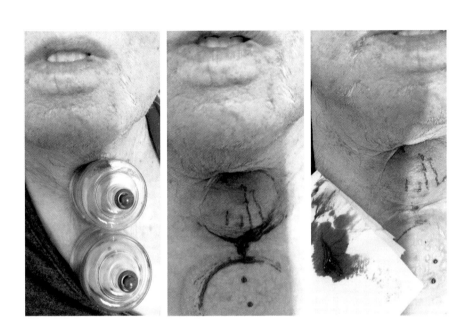

　젊을 때 유도 수련 중 낙법을 잘못해서 무릎이 늘 아팠다는 오십 대 남성인데, 무릎에 부항을 뜨니 석회처럼 하얀 어혈이 나왔습니다. 이것이 바로 석회처럼 희다고 해서 '석회염'이라 하는데, 내버려 두면 딱딱하게 굳어서 엄청난 통증을 유발합니다. 어깨에도 이런 석회염이 생기는데, 석회염으로 발전하기 전에 어딘가가 아프면 즉시 사혈 부항으로 치료를 해야 할 것입니다.

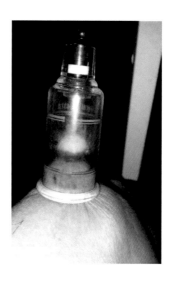

이것은 사혈을 하지 않고 부항을 뜨는 방법입니다. 장점은 단 한 방울의 좋은 피도 빼내지 않고 죽은 피만 빼내는 점이고, 단점은 물집이 생겨 생활하기에 조금 불편하고 약간의 흉터가 생길 수 있다는 것입니다. 위에서 언급했듯이 발포란 물집을 가리키는 것입니다.

자세한 것은 제 졸저 『몸보기』를 참고하시기 바랍니다.

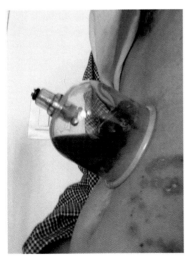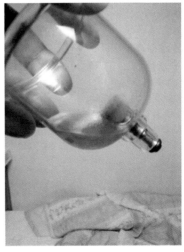

눈곱 치료

60대 이분은 아침에 눈곱이 많이 끼고 눈이 불편하다고 하여 관자놀이에 시술했습니다. 그 후로 눈곱 끼는 것이 현저히 줄어들고 눈이 편안하다고 했습니다. 흉터도 별로 없으니 연세 드신 분들은 수시로 하면 좋을 듯합니다.

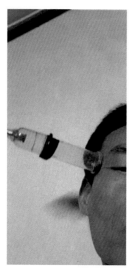 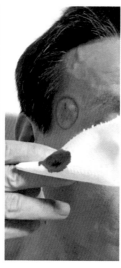 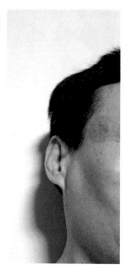

⑰ 잇몸 통증 치료

50대 남자분인데, 어금니 쪽이 몹시 아프다고 해서 시술했습니다. 부항을 붙이면 며칠간 부항 붙이 자국이 남는데도 괜찮다고 해서 시술했습니다. 많은 양의 어혈이 나왔습니다. 시술 후로 어금니 쪽이 아프지 않았고 치과에도 안 갔다고 했습니다.

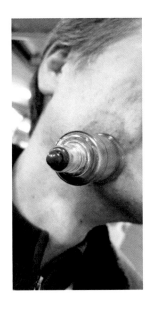

폐 급소 시술

이 부분을 눌러 봐서 통증이 있으면 시술하세요. 또 유전적으로 폐가 약한 분들도 가끔 하시기 바랍니다. 위치는 쇄골 아래 손가락으로 누르면 푹 들어가는 곳입니다. 여러 군데 사혈하고 부항을 붙이면 되니 정확하지 않아도 됩니다.

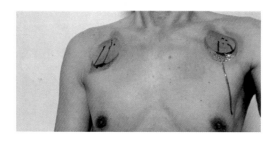

췌장 급소 시술

췌장의 자리는 왼쪽 등쪽에 갈비뼈가 끝나는 지점입니다. 이 부분을 눌러서 통증이 있거나 당뇨가 있으신 분 또는 선천적으로 췌장이 약하신 분들 시술하는 곳입니다. 한 열 군데 사혈하고 부항을 붙이면 되니 정확하지 않아도 됩니다.

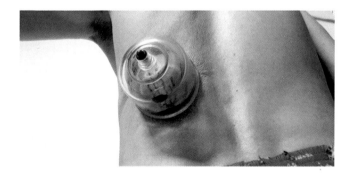

20 대장 급소 시술

배꼽 옆 좌우 5센티 떨어진 부분 두 군데를 붙입니다.

이분은 양쪽을 같이 붙였는데, 왼쪽에서만 어혈이 나왔습니다.

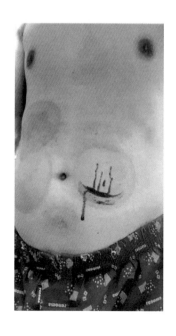

심장 급소 시술

양 젖꼭지 사이 한가운데를 누르면 매우 아픈데, 그곳 주변을 사혈하고 부항을 붙입니다. 대개 스트레스를 많이 받거나 심장이 안 좋은 사람들은 이 부분이 매우 아픕니다. 아플 때마다 시술하는 게 좋습니다. 어혈이 안 나올 때까지 몇 번이고 하면 가슴이 시원해지고 맥박이 좋아집니다.

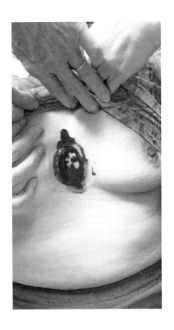

간 급소 시술

오른쪽 젖꼭지 밑 갈비뼈 끝 지점에 열 군데 정도 사혈하고 부항을 붙입니다. 피로하거나 술이 잘 안 깨거나 기운이 없는 분들 그리고 선천적으로 간이 약한 분들 그리고 이 부분을 눌러 봤을 때 답답하거나 통증이 느껴진다면 시술을 합니다. 어혈이 안 나올 때까지 몇 번이고 합니다.

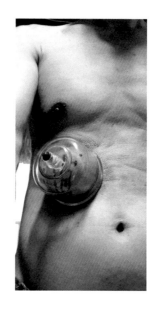

신장 급소 시술

23

이분은 사혈침 시술을 안 하고 부항을 붙였지만, 어혈과 같은 독수가 나왔습니다. 사혈을 안 하면 이렇게 물집이 생길 수 있습니다. 이럴 때는 금방 물집을 터뜨리지 말고 한 시간 이상 지난 후에 나무 이쑤시개로 터뜨려 주고, 면으로 된 내복을 입으면 며칠간 독수가 노랗게 흐르다가 딱지가 앉게 됩니다. 물론 사혈하고 부항을 붙이는 것도 좋습니다. 어느 것이 더 좋다고 할 수 없습니다. 다만 물집이 생기면 귀찮으니 참고하시면 될 것입니다. 물론 사혈을 해도 어혈이 많으면 물집이 생깁니다. 위치는 엉치뼈 바로 위 양쪽 두 군데입니다.

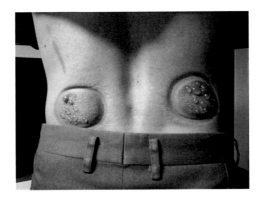

직장 종양 치료

이분은 60대 중반 남성으로, 항문 입구에서부터 직장 쪽으로 3㎝ 가량의 길다란 혹이 생겨서 원적외선 열로 치료한 사례입니다. 항문과 직장은 부항을 붙일 수 없어 부득이 원적외선을 이용했습니다. 한 달간 항문 전체를 쬐이기도 하고, 깔때기 같은 것을 만들어 항문 입구 안쪽을 쪼이는 시술을 한 것입니다. 불을 쬐니 그 혹이 점점 작아지다가 한 달 후에 완전히 사라진 사례입니다.

아래 사진은 며칠 원적외선 불을 쬐니 항문 근처에 여기저기에 물집이 생긴 것이며, 이후로 물집에서 노란 독수가 흐르다 딱지가 않고 직장 안에 혹이 완전히 없어졌습니다. 직장암으로 수술을 받으신 분들은 재발 방지를 위해 이 방법을 권유합니다. 원적외선을 쬐어도 물집이 생길 수 있으며 그때 나오는 노란 진물도 부항기로 뽑아낸 같은 것입니다. 노란 진물은 독수이며, 독수가 빠져야 완치가 됩니다.

또한 전립선염이 우려된다거나 전립선 수술을 받으신 분도 원적외선 불을 쬐어 주면 상당한 효과를 볼 것입니다. 이외에도 우리 몸 어느 곳이든지 부항과 더불어 원적외선 불을 쬐어 주면 염증 치료와 암 치료 후의 재발 방지에 많은 도움이 될 것입니다.

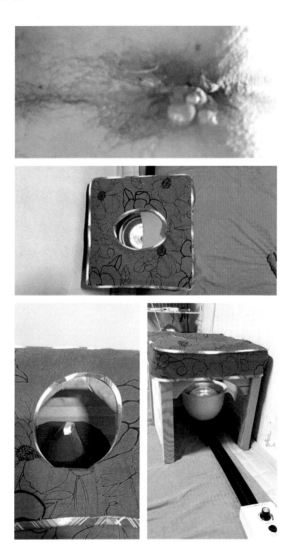

접지 신발 소개

　모든 동물들은 맨발로 걷지만, 인간만이 신발을 신습니다. 신발은 땅과 인간을 차단시켜 몸에 불필요한 전기를 땅으로 내보내지 못하게 합니다. 그래서 동물보다 인간이 훨씬 많은 질병에 시달립니다. 접지란, 발바닥을 통해 정전기와 같이 우리 몸에 해로운 전기를 땅으로 흘려보내는 것입니다. 맨발로 걸어야 하는 이유가 바로 그것입니다. 하지만 맨발로 걸으면 고개 숙여 땅을 봐야 하기에 목 디스크 염려가 있고 또 발바닥 살갗이 얇은 사람은 따끔거려서 걷는 데 불편할 수 있으므로 아래 사진처럼 접지 신발을 만들기를 권유합니다. 샌들이든 등산화든, 어떤 신발에도 만들 수 있습니다. 구리선은 2㎜, 철사는 1.5㎜가 좋습니다. 여름에는 양말을 안 신으니 상관이 없지만 겨울에 접지 신발을 신으려면 양말 아래쪽은 동그랗게 오려 내어야 발바닥과 구리선이 닿을 것입니다.

　비 오는 날, 비가 와서 땅이 젖은 날, 눈 오는 날, 눈이 내려 땅이 젖은 날에 접지 신발을 신으면 더욱 효과가 좋을 것입니다.

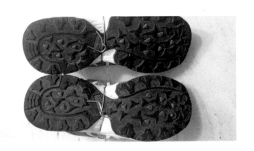

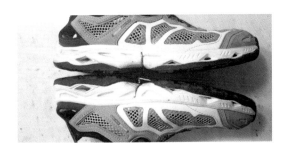

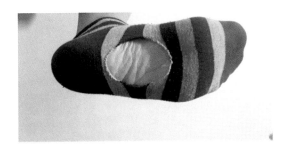

허리 통증

허리 통증은 대개 디스크일 경우가 많습니다. 이럴 때는 부항으로 치료가 안 됩니다. 아래 사진과 같은 꺼꾸리를 구입해서 며칠 매달리면 고쳐집니다. 방문에 먼저 턱걸이를 할 수 있는 철봉을 설치하고, 그 철봉에 꺼꾸리를 걸고 꺼꾸리에 있는 봉과 봉 사이에 발목을 걸고 매달리는 것입니다. 자고 일어나자마자 매달리는 것이 제일 효과가 좋습니다. 그 이유는 척추가 이완된 상태에서 매달리기 때문입니다. 거꾸로 매달리다가 철봉이 빠지면 큰 부상을 입을 수 있으니 철봉 밑으로 내려오지 않게 볼트까지 박아서 튼튼히 설치해야 합니다.

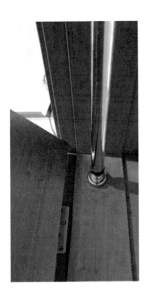 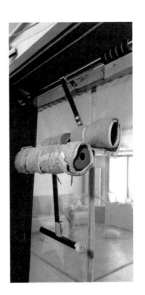

피부병 치료

사진은 피부병을 치료한 사례입니다. 가렵고 진물이 나는 부위에 15번 정도 사혈을 하고 부항을 붙이니 젤과 같은 어혈이 나왔다고 합니다. 그리고 다음 날 찍은 사진인데. 딱지가 앉는 것이 뚜렷하게 보입니다. 단 한 번의 시술로 피부병이 완치된 사례입니다. 세균으로 오염된 피를 뽑아냈으니 피부병이 낫는 것은 당연한 것이 아닐까요.

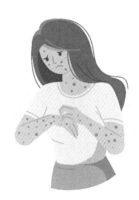

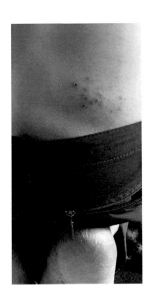 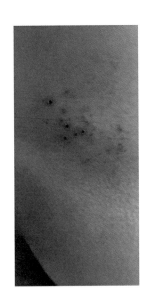

오금치료 시술

계단을 오르거나 걸을 때 무릎 뒤의 오금 쪽이 당기거나 아프다면 오금 쪽을 눌러봐서 아픈 곳에 사혈을 하고 부항을 붙이면 어혈이 나오고 즉시 아픈 것이 사라집니다. 한 번이면 완치될 것입니다.

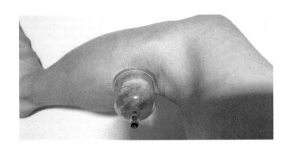

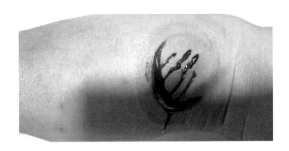

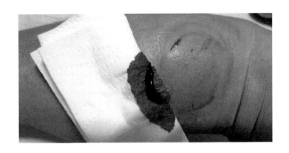

부항 뜰 때 주의점

첫째, 어혈이 안 나올 때까지 시술합니다. 대개 한 번의 시술로 어혈이 사라지지만 그렇지 않을 때는 몇 번이고 같은 자리에 부항을 붙여도 괜찮습니다. 어혈이 다 빠지고 나면 부항을 아무리 오래 붙여도 약간의 피만 나올 뿐 아무것도 나오지 않습니다. 아무것도 나오지 않을 때까지 부항을 붙입니다.

둘째, 어혈이 나온 자리 또는 물집이 생긴 자리에 소독약이나 연고 따위를 일절 바르지 않습니다. 소독약을 바르면 매우 따갑고, 연고 따위를 바르면 딱지가 빨리 앉지 않습니다.

셋째, 목욕이나 샤워 시에 물집이 생긴 자리가 쓰라릴 수 있으니 랩으로 물집 생긴 자리를 감싸고 랩 주변을 테이프로 붙여 물이 안 들어가게 합니다.

넷째, 이 책을 읽지 않은 사람들에게 부항을 붙인 자리를 보여 주지 않습니다. 조언을 구하지도 마시기를 바랍니다. 그 사람들은 부항 시술에 대해 아무 경험도 없고 부항에 대해 아무것도 모르기에 빨리 병원에 가라고 난리를 칠 것이며, 그럼 대개 사람들이 의지가 약해져 흔들리기 때문입니다. 특히 의

사나 간호사에게 보여 주면 덧난다고 야단법석 난리가 날 것입니다. 하지만 제가 30여 년간 시술했고, 또 저 자신이 매일 같은 자리에 한 달을 시술해서 물집이 터지고 또 터져도 소독도 안 하고 연고도 안 발랐지만 덧나거나 부작용 난 적이 한 번도 없었으니 안심하시기 바랍니다.

다섯째, 매우 드물게 부항 뜬 자리에 아래 사진과 같이 하얀 기름기가 낄 수 있습니다. 낫는 과정에서 생기는 현상이니 걱정 마시기 바랍니다.

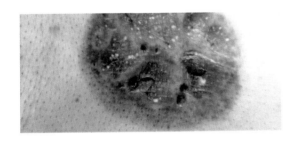

여섯 째, 이유없이 피부가 쓰라릴 때가 있습니다. 이럴 때도 부항을 붙이면 즉시 사라집니다. 범위가 넓을 때는 대형 부항을 써야 합니다. 피부가 쓰라릴 때는 사혈을 하지 않아도 됩니다. 그리고 화상을 입어 회복이 더딜 때도 부항을 붙여 어혈을 뽑아내면 즉시 새 살이 날 것입니다. 새 살 나오는 것을 방해하는 세균들 즉 염증을 제거하니 빠르게 새 살이 날 것입니다.

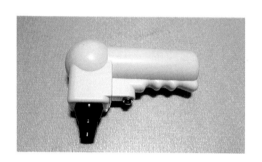

일곱 번째 전기식 자동 부항총을 소개합니다. 책 앞
부분에서 소개한 수동 부항총은 약간 번거롭습니
다. 그리고 연세 드신 분들이 사용하기에 힘이 들
수 있습니다. 그에 비해 자동 부항총은 혼자서 할
때 매우 편리합니다.

위의 사진은 전기로 작동되는 자동 부항총입니다.
버튼만 누르면 되니 매우 편리합니다.

30여 년 전, 저는 오른쪽 어깨에 심한 통증을 느껴 팔을 옆으로 들지도 못할 정도로 아팠습니다. 병원에 가기 전에 혹시 민간요법이 있지 않을까 하고 서점에 들렀다가 부항에 관한 책을 보고 바로 부항을 구입해서 아픈 어깨에 붙였습니다. 많은 어혈과 독수들이 부항 컵에 가득 찼습니다. 그리고 그 즉시 팔을 옆으로 들 수가 있었으며, 다음날은 머리도 감을 수 있었습니다. 제가 부항을 만난 것이 제 삶에 큰 축복이 듯이 누구라도 부항을 만나게 된 사람들은 큰 복을 받았다고 여깁니다.

제가 많은 건강법을 연구했지만, 부항처럼 효과가 빠르고 시술이 쉽고 비용이 들지 않는 건강법은 없었습니다. 저와 저의 형제들 모두 지금도 수시로 부항으로 몸의 어혈을 뽑아 모두 건강하게 삽니다. 저는 여행을 갈 때도 부항기를 반드시 챙겨 갑니다. 죽을 때까지 부항을 곁에 두고 살 것입니다. 부항 한 번이면 나을 병을 부항을 몰라서 고생하는 사람들을 보면 참으로 안타깝습니다. 그래서 이 책을 냈습니다. 이 책을 읽고 또 이 책을 통해 건강을 얻으신 분들은 꼭 주위에 부항을 많이 소개해 주시기 바랍니다. 언젠가 집집마다 부항기가 한 세트씩 있으면 하는 것이 저의 바람입니다.

감사합니다.